Culturismo

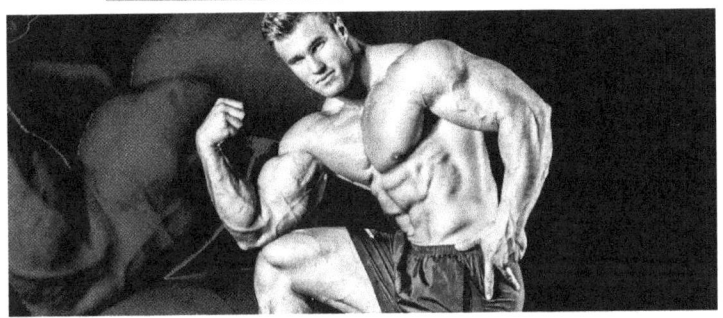

La Guía para construir el cuerpo de Ultimate
cuerpo de Ultimate
Arnold Yates

¡Espere! Antes de continuar
.... ¿Le gustaría gustaría tener
acceso a los libros de <u>Kindle</u>
<u>gratis?</u>

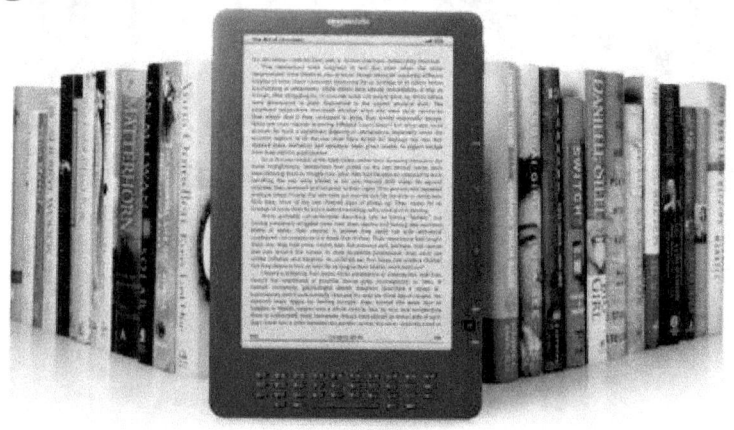

Si su respuesta es sí, entonces
HAGA CLIC AQUÍ

Hay un **PRIMA LIBRE** al final
del libro!

Ir al final del libro para obtener
el 10% descuento y darme su
imagen.

Este documento está orientado a proporcionar información exacta y fiable en lo que respecta al tema y emitir cubierto. La publicación se vende con la idea de que el editor no se requiere para hacer la contabilidad, oficialmente permitida, o de otra manera, los servicios cualificados. Si el asesoramiento es necesario, legal o profesional, una persona que se practican en la profesión debe ser condenada.

- A partir de una Declaración de Principios que fue aceptada y aprobada igualmente por un Comité de la American Bar Association y un Comité de Editores y Asociaciones.

La información proporcionada en este documento se afirma que es veraz y consistente, en el que todas las responsabilidades, en términos de falta de atención o de otra manera, por el uso o abuso de cualquier política, procesos o instrucciones contenidas dentro de la responsabilidad solitaria y absoluta del lector

Tabla de contenido

CAPÍTULO 1

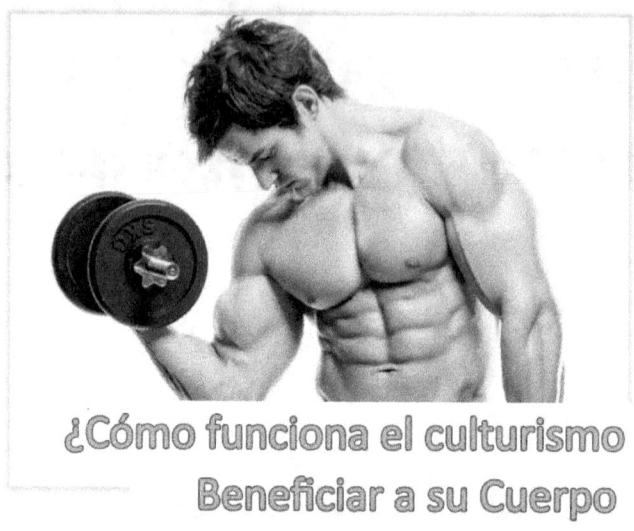

¿Cómo funciona el culturismo Beneficiar a su Cuerpo

La construcción de los músculos y ponerse en forma es el sueño de cada uno de nosotros. Además de una buena señal de salud, un cuerpo en buena forma se convierte en ideal y atractivo. En el culturismo, entrenamos nuestro cuerpo para construir los músculos, promoviendo e impulsando el crecimiento muscular natural a través de ejercicios sabiamente planeadas y una alimentación saludable.

En tiempos antiguos, la conformación o la edificación del cuerpo era considerado como un deporte, pero ahora se ha convertido en una moda, una tendencia o una moda más que un deporte o en el profesionalismo. En realidad, el culturismo es una técnica para construir los músculos bellas y poderosas a través del ejercicio de resistencia progresiva.

También se dice que el culturismo no sólo construye grandes músculos, pero también capacita a la mente. En el culturismo, día tras día la progresión le da confianza en sí mismo y la autoestima que no sólo fortalece su cuerpo sino también su mente. Al ser un entrenador físico, yo mismo entrenados por la actitud durante el entrenamiento de mi cuerpo.

En principio, es posible que el culturismo una experiencia desalentadora debido a su rutina tediosa tradicional y su forma de pensar hacia el culturismo. Si usted tiene un poco de conocimiento acerca de culturismo, entonces pronto cansado de sus entrenamientos de rutina y consideramos que es un rompecabezas que no se puede resolver.

Contrariamente a esto, si usted tiene un gran entusiasmo por el culturismo y usted tiene un conocimiento suficiente sobre este deporte y los beneficios, entonces el impar de éxito es del 80% (ya que hay mucho más que saber acerca de culturismo para obtener 100% de éxito en este campo como Eugen Sandow, Arnold Schwarzenegger, Ronnie Coleman, Jay Cutler, y muchos más). A través de entrenamientos y la planificación adecuada, se puede obtener un cuerpo inspirador y atractivo.

La verdad Comprensión con culturismo

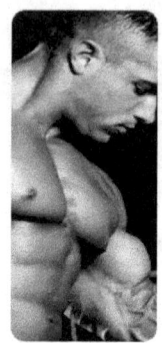

Si cree que el culturismo es más de cuerpo alrededor enormemente musculoso entonces usted está en el camino correcto con un poco de conocimiento acerca de culturismo. De hecho, el culturismo es un arte en el que grabar o dibujar los músculos a través de una cierta duración de la formación sincera, intelectual o emocionalmente a sí mismo de unión con su pasión y la orientación adecuada.

El concepto inicial de culturismo comenzó a levantar piedras en la antigua Grecia y Egipto. pueblo griego se destacaron en la formación de sus cuerpos, aunque sin muy buenas técnicas. Las personas de ese tiempo usado para enfocar cada vez más fuerte en lugar de definir sus músculos.

El culturismo moderno es la forma desarrollada de la antigua culturismo. El culturismo profesional desarrollada en el siglo 19 en Europa (Inglaterra). Eugen Sandow es considerado el padre del culturismo lo que es hoy.

Sandow llevó a la fundación de plantear los músculos del cuerpo antes de la audiencia y en cierto modo lo promovió a las siguientes generaciones. Culturismo tiene una gran fama en la década de 1950 y 1960, cuando se fundó la Federación Internacional de culturismo.

En la década de 1970, Arnold Schwarzenegger era un popular y el más famoso carrocero de ese oído. Muchos esteroides anabólicos y otras sustancias similares se introdujeron en ese momento y consiguieron la fama en poco tiempo.

Profesionalmente, culturismo requiere una planificación, gran lucha, resistencia, potencia, diferentes técnicas y entusiasmo. La historia ha sido testigo de una serie de grandes culturistas que demostraron ser las personas notables e increíbles de su edad / época. Se habían dedicado todo lo que tenían para su profesión y el éxito. Se utilizan para entrenar sus músculos con un plan de batalla ya establecido para sus entrenamientos.

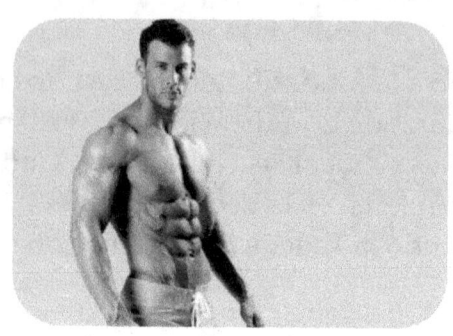

¿Cómo funciona el culturismo Beneficio sus músculos

Además de ser un deporte profesional, los beneficios de culturismo en diversas formas, tales como obra músculos más grandes y quemar grasa para darle un cuerpo caliente y sorprendente. El entrenamiento con pesas te hace mejor aspecto y diferente de los demás. actividades saludables como ejercicios son una manera segura de mantenerse en forma y saludable. Los beneficios de ejercicios como el entrenamiento con pesas no pueden describirse en sólo palabras. Se puede entender el significado de mantenerse saludable si alguna vez ha sufrido de una condición de salud.

Éstos son algunos de los beneficios del entrenamiento con pesas o musculación:

Mejora de la salud mental y física
los músculos del cuerpo más grandes, junto con el aumento de la fuerza física
Mejorada la autoconfianza y la autoestima

Mantenerse en forma y saludable para la vida y decir adiós a enfermedades como la diabetes, las enfermedades cardiovasculares, el estrés crónico, bajo nivel de energía y la hipertensión

Una mejora de la producción de hormonas

El aumento de la masa corporal debido a los músculos más fuertes y huesos más duros

Una mejor postura y la reducción de la grasa corporal que afecta a su personalidad

Reducción de los riesgos de enfermedades infecciosas

resumen

A través de una formación adecuada, se aprende cómo hacer una decisión correcta en el momento correcto. A medida que el entrenamiento con pesas, ejercicios de musculación o el entrenamiento de resistencia, implican movimientos muy precisos para cada grupo muscular, por lo tanto, estos ejercicios aumentan el rango de movimiento y la fuerza de los músculos implicados en los ejercicios. Los ejercicios realizados para la construcción de los músculos aumentan la tasa metabólica en reposo y ayudan al cuerpo a quemar grasa corporal innecesaria.

Una mejor forma de su cuerpo, no sólo le da una mejor postura al estar sentado y de pie, sino también aumentar la confianza en sí mismo o autoestima. Una mejora de la salud en general a través de la formación de peso conduce a producir nuevas y más fuertes músculos que son más grandes que antes (debido al aumento del número de los tejidos musculares).

En el culturismo, formamos a nuestros músculos a través de medios más duros para impulsar a las hormonas del edificio del músculo y proceso de construcción muscular. Los músculos en desuso se dañan durante ejercicios de alta intensidad y son, naturalmente, reparar mientras descansamos. Las / los músculos dañados anticuadas se utilizan o eliminan del cuerpo a través de diferentes procesos y nuevos músculos toman el lugar de los que se incrementan en número y más fuerte que antes. Así es como el culturismo mejora y fortalece nuestros músculos del cuerpo.

El entrenamiento con pesas para la construcción de los músculos mejora nuestra salud en general que conduce a una vida libre de enfermedades crónicas tales como problemas cardíacos salud, diabetes, obesidad y muchos más. Los ejercicios son la mejor manera de luchar contra las enfermedades crónicas de una manera natural.

En el culturismo, culturista entrena sus músculos para promover la producción de la hormona del crecimiento y otras hormonas que son responsables del crecimiento y la fuerza muscular.

A través de la combinación de ejercicios aeróbicos y anaeróbicos, un culturista mantiene su / su peso por la quema de grasa corporal innecesaria y mediante el desarrollo de músculos fuertes y bien definidos. La capacitación adecuada del culturismo se hace más grande, más fuerte y no exclusivo del gigante.

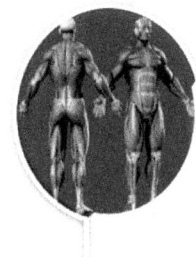

CAPITULO 2

Anatomía del músculo y Crecimiento hormonas

TIPOS DE MÚSCULOS

Nuestro cuerpo contiene una variedad de músculos que son de diferentes formas y características. Estos músculos son diferentes unos de otros con respecto a las diferentes tareas y la estructura tales como los músculos cardíacos, los músculos lisos, y los músculos esqueléticos.

MÚSCULOS CARDÍACOS

Los músculos cardiacos (involuntario) son responsables de la contracción y relajación del corazón con el fin de generar los latidos del corazón y se encuentran en el corazón solamente.

MÚSCULOS LISOS

Los músculos lisos se encuentran dentro de las paredes de los órganos del cuerpo, como el estómago, el esófago, los vasos sanguíneos, la uretra, el útero, los intestinos, la vejiga y los bronquios.

SKELETAL MUSCLES

Los músculos esqueléticos son los músculos, que son responsables de los movimientos esquelético, tal como la locomoción y son responsables de mantener la postura corporal. Nuestros músculos esqueléticos controlan cada acción que realizamos conscientemente tales como caminar, sentarse, correr y comer, ya que estos son los únicos músculos voluntarios o músculo estriado que pueden ser controlados voluntariamente en nuestro cuerpo. Los músculos esqueléticos están unidos a dos huesos se mueven a través de una articulación con el fin de realizar el movimiento de los órganos que contienen huesos más cerca el uno al otro. A través de un entrenamiento de resistencia continua, los músculos esqueléticos son capaces de adaptarse a una situación o forma particular después. Con respecto a la velocidad de contracción músculos esqueléticos se dividen en dos tipos;

- Contracción lenta

- Contraccion rapida

los músculos de contracción lenta ejerciendo poca fuerza, mientras que la contratación prolongado. Estos músculos son de color rojo, ya que rica en capilares, las mitocondrias y mioglobina. los músculos de contracción lenta puede llevar a exceso de oxígeno y por lo tanto mantener la actividad aeróbica y son alimentados por las reacciones aeróbicas utilizando grasas o hidratos de carbono como combustible.

los músculos de contracción rápida puede contraer rápidamente con más fuerza, pero la fatiga pronto / rápidamente, son responsables de la fuerza muscular y aumento de la masa. los músculos de contracción rápida son alimentados por las reacciones anaeróbicas.

La comprensión del músculo Hormona de crecimiento

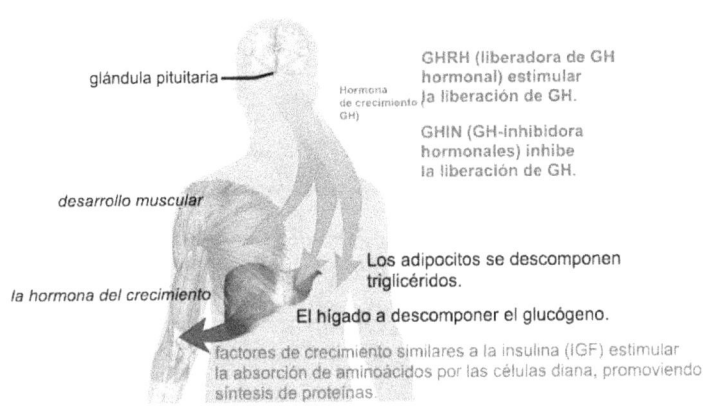

glándula pituitaria

Hormona de crecimiento (GH)

GHRH (liberadora de GH hormonal) estimular la liberación de GH.

GHIN (GH-inhibidora hormonales) inhibe la liberación de GH.

desarrollo muscular

la hormona del crecimiento

Los adipocitos se descomponen triglicéridos.

El hígado a descomponer el glucógeno.

factores de crecimiento similares a la insulina (IGF) estimular la absorción de aminoácidos por las células diana, promoviendo síntesis de proteínas

Hay diferentes tipos de hormonas que estimulan nuestros diferentes estados de ánimo y sistemas del cuerpo para funcionar correctamente. Nuestras hormonas del cuerpo desempeñan un papel clave en el crecimiento muscular. En general, las hormonas son las secreciones de las glándulas secretoras llamadas. Las hormonas responsables del crecimiento se conocen generalmente como la hormona del crecimiento o de estrés hormonas.

Además del crecimiento muscular, la hormona del crecimiento también son responsables para el crecimiento óseo y otras funciones, ya que estimulan otras glándulas a secretas sus secreciones. La cantidad de una hormona segregada por una glándula depende del sexo, la actividad física (ejercicios y trabajos de rutina) y los alimentos que comemos. Al ser una glándula maestra, la glándula pituitaria estimula o regula otras glándulas que funcionan bajo el control de la glándula pituitaria.

La glándula maestra estimula la hormona del crecimiento por la señalización de la secreción de ellos sus hormonas y es responsable por sí mismo crecimiento físico. La hormona del crecimiento aumenta la concentración de glucosa y los ácidos grasos libres en nuestro cuerpo, que tienen efectos musculares de la capacidad de nuestro cuerpo.

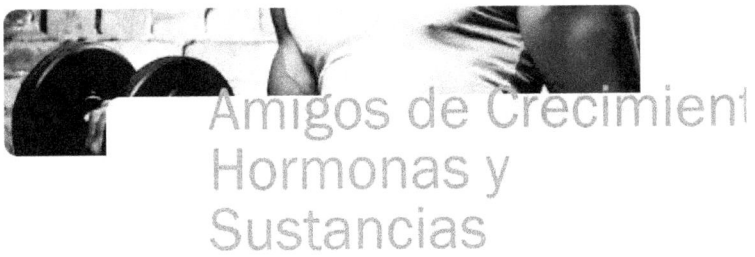

Amigos de Crecimiento Hormonas y Sustancias

Nuestro cuerpo tiene algunos factores que funcionan como la hormona del crecimiento. Estos factores se conocen como factores de crecimiento de hepatocitos y factor de crecimiento de fibroblastos. La hormona de crecimiento o las hormonas como sustancias tales como el factor de crecimiento de hepatocitos (HGF) y factor de crecimiento de fibroblastos (FGF) estimulan las células satélite. Las células satélite de nuestro cuerpo son las células que son estimuladas por factores de crecimiento y migran hasta el punto de acción.

FACTOR DE CRECIMIENTO HEPATOCITOS

factor de crecimiento de hepatocitos regula la actividad de las células satélite y es responsable de causar las células satélite para migrar a los músculos dañados con el fin de reparar y regenerar los músculos dañados.

FACTOR DE CRECIMIENTO FIBROBLÁSTICO

Factor de crecimiento de fibroblastos reparaciones dañados o lesionados músculos después de la práctica de ejercicios de alta intensidad y hacerse daño. factor de crecimiento de fibroblastos tiene el efecto regulador y estimulante sobre el sistema de reparación de nuestro cuerpo es por eso que el factor de crecimiento de fibroblastos está implicado en la angiogénesis (la cicatrización de heridas mediante la formación de nuevos vasos sanguíneos) y después del ejercicio.

LA TESTOSTERONA Y EL CRECIMIENTO MUSCULAR

La testosterona es una hormona esteroide anabólico y es secretada por los testículos y los ovarios de masculino y femenino, respectivamente. En los hombres, la testosterona desarrolla los tejidos reproductivos masculinos (testículos y próstata), aumenta el crecimiento del cabello y aumento de masa muscular y ósea. El nivel de testosterona liberada en los hombres es mayor que la hembra de la misma edad.

siendo un esteroide anabólico de testosterona tiene efectos anabólicos tales como las responsables del crecimiento lineal, el crecimiento de los músculos, la fuerza muscular y el aumento de la masa ósea y la fuerza. La testosterona también está implicada en la maduración ósea. La testosterona aumenta la proteína en las células y en los músculos esqueléticos y, por tanto, que añadir masa adicional en nuestro cuerpo si estimulado por el ejercicio y otras actividades físicas.

SINTÉTICO HORMONA DE CRECIMIENTO Y SU LADO NEGATIVO

Hay un sinnúmero de personas que están usando hormonas de crecimiento sintéticas y algunos esteroides gravemente perjudiciales para ponerse en forma y para construir los músculos en poco tiempo más rápido para atraer e impresionar a otras personas. De hecho, estas personas están matando a sí mismos mediante la construcción de sus músculos a través de medios no naturales.

Nuestro cuerpo está diseñado para utilizar las cosas naturales o son hormonas producidas naturalmente por nuestras glándulas del cuerpo o son alimentos obtenidos a partir de los medios naturales como las plantas y los animales, pero en algunos niños y personas enfermas con alteración de nivel de hormonas para su crecimiento adecuado, se prescriben para tomar la hormona del crecimiento sintética.

Estos producen poco natural o artificial hormonas (sintéticas) se fabrican para los propósitos de tratamiento, no para la gente más elegante. Estas hormonas sintéticas para ser adoptada por una persona sana sin ningún propósito médico o sin la prescripción de un experto en salud o médico puede dañar gravemente o dejar efectos secundarios tratables. Por lo tanto, hay que atenerse a la promoción de nuestro sistema del cuerpo para preparar esta hormona de crecimiento natural para el crecimiento muscular a través de medios saludables, como el ejercicio y la alimentación saludable / dieta.

CONCLUSIÓN

tasa de crecimiento muscular puede aumentar de una manera saludable mediante una dieta adecuada y el ejercicio de una manera bien estructurada. Nuestras hormonas del cuerpo son los factores más importantes que promueven el crecimiento muscular de forma natural, ya que ayudan en la construcción de músculos fuertes y sanos rápidamente. Podemos regular la secreción de esta hormona de crecimiento por la alimentación saludable y algunas actividades físicas efectivas. En los hombres, la tasa de crecimiento del músculo es más alta que en las mujeres debido a la variación de género y otras necesidades y capacidades físicas. Si su cuerpo no segrega suficiente cantidad de la hormona del crecimiento u hormonas como sustancias, a continuación, la suplementación se pueden adoptar, junto con un plan de ejercicios eficaz y profesional. Si la administración de suplementos de alguna manera es necesario, entonces usted debe consultar a un médico auténtico o un nutricionista antes de comenzar la suplementación con base en la auto-prescripción.

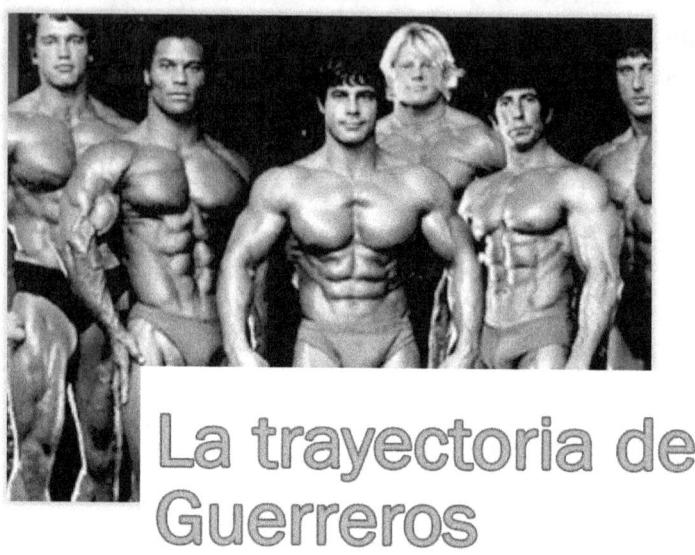

CAPITOLO 3

La trayectoria de Guerreros

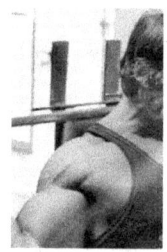

Formación y Entrenamiento
Estrategias de Leyendas

La historia es el espectador de las estrategias de entrenamiento secretos de las leyendas de éxito de culturismo como Eugen Sandow, Arnold Schwarzenegger, Ronnie Coleman, Jay Cutler. Algunas de las estrategias de entrenamiento secretos de estas grandes leyendas del culturismo que dedicaron sus vidas para el éxito se dan en las ideas cortas:

GET UN CUERPO MÁS DELGADO PRIMERA

Quemar calorías tanto como sea posible, en un principio, para obtener más delgado y un cuerpo bien formado. Una formación adecuada es una clave para construir y preservar los músculos. Casi la mayoría de los culturistas profesionales populares tenía la misma técnica de entrenamiento. De acuerdo con las grandes leyendas del culturismo, el entrenamiento con pesas de alta intensidad, tres veces a la semana (días no consecutivos) funciona muy bien para construir músculos más grandes y de calidad cuerpo más delgado.

Hacer unos pocos ejercicios de aislamiento y se centran en los movimientos compuestos como pull ups, bajadas de extracción de lat, sentadillas, peso muerto rumano, press de banca, salsas, press de hombros, espalda filas de cable y el barbo volver filas.

CARDIO

El tipo correcto de cardio le ayudará a obtener un cuerpo delgado, con músculos bien definidos. Dar prioridad a las sesiones más cortas de alta intensidad más sesiones de baja intensidad más largos al final de los días de levantamiento de pesas, o en los días libres para obtener resultados más rápidos en poco tiempo esperado.

ENTRENAR LOS MÚSCULOS MÁS GRANDE ANTES PEQUEÑAS

los hombres legendarios ll cree que los grupos de músculos más grandes deben ser entrenados antes de que los más pequeños. Hoy en día en los gimnasios, muchas personas jóvenes pueden verse haciendo entrenamiento de zig-zag. Se puede observar que la formación de sus terneros antes de cuádriceps y bíceps antes músculos de la espalda. De hecho, músculos de la espalda son más grandes que los bíceps Es por eso músculos de la espalda necesitan ser entrenados antes de bíceps. Del mismo modo, la realización de ejercicios más ligeros antes de los ejercicios más pesados es el lado equivocado de ejercicios. De acuerdo a modo de ejercicio y algunos otros culturistas más populares de Arnold, los movimientos más pesados deben llevarse a cabo antes de los movimientos más ligeros en la sesión de entrenamiento, tales como el peso muerto antes de bajadas de extracción de lat, las sentadillas antes de embestidas y el banco de prensa antes de las aperturas.

TOMAR UN COMIENZO CON EJERCICIOS BÁSICOS

Cables, máquinas y ejercicios de aislamiento no requieren suficiente equilibrio del cuerpo, ya que en estos ejercicios, se requiere menos o ningún equilibrio del cuerpo. Por otro lado, la espalda filas, press de hombros, peso muerto y sentadillas deben realizarse en primer lugar, a medida que más técnica y no se requiere el equilibrio del cuerpo para llevar a cabo estos ejercicios correctamente.

COMPETIR SU AYER

Siempre trate de hacer lo mejor al día siguiente de su sesión de entrenamiento para derrotar a su entrenamiento de ayer. Esto significa que es necesario realizar con más intensidad y entusiasmo mejor que ayer. Esta es la mejor manera de mejorar en días en lugar de meses y este es el camino secreto de la formación de los culturistas legendarios del pasado el tiempo.

DAR PRIORIDAD A LOS ENTRENAMIENTOS MÁS TÉCNICOS

Si se estudia algunos de los premiados culturistas olímpicos más populares y profesionales, entonces se llega a saber que todos ellos tienen algunas formas secretas de la construcción de los músculos monstruo como Batman, Superman y otros superhéroes. He mencionado algunos de los elementos clave más importantes de la construcción de músculos más grandes con un cuerpo más delgado. La práctica de ejercicios técnicos que requieren una mayor coordinación, potencia, tiempo, velocidad y técnica antes de los ejercicios simples es el camino más fácil para mantener su cuerpo energía durante la sesión de entrenamiento.

SER CREATIVO

Despúes de aprender el suficiente conocimiento y técnicas de ejercicios de musculación, puede variar ligeramente el ángulo de su ejercicio para una mejor tensión y estiramiento en los músculos. Se puede aumentar la tensión en los músculos cambiando el agarre y la postura de pie.

COMBINACIONES DE SUPLENTES

Su carrera culturismo va en las ruedas de su rutina de ejercicios. Por lo tanto, seguir cambiando estos neumáticos para correr esta carrera con seguridad. Me refiero a cambiar su rutina de ejercicios al hacer un pequeño cambio en su combinación poco habitual. Realización plana banco y la inclinación press de banca una combinación de prensa y banco de la pendiente y la barra paralela se sumerge otra combinación es un buen cambio que puede hacer en su plan de ejercicio.

NUNCA IGNORE SUS PUNTOS DÉBILES

La mayoría de los nuevos culturistas edad a construir su programa en torno a sus áreas más fuertes y casi abandono de sus puntos débiles. Dar prioridad a sus puntos débiles para criarlos es difícil de hacer, pero es fructífera. Todos los culturistas legendarios priorizar sus puntos débiles para luchar contra su debilidad y para criarlos.

PLAN DEBE ABORDAR LOS REQUISITOS ACTUALES

Es importante modificar su plan de entrenamiento con el tiempo a medida que avanza el fin de mantener la motivación. No se debe utilizar el mismo plan que usted hizo cuando usted era un principiante. Su plan de ejercicios debe hacer frente a sus necesidades presentes en el viaje en constante progreso de culturismo.

AUTO-DESOBEDIENCIA

Trate de controlar sus deseos internos para salir de la formación de hoy en día, mantenerse fuerte, y nos obligan a seguir sus planes de rutina estricta. Auto-desobediencia es clave para el éxito debido a que la persona en su interior que a veces quiere hacer algo que no debe hacer en ese momento.

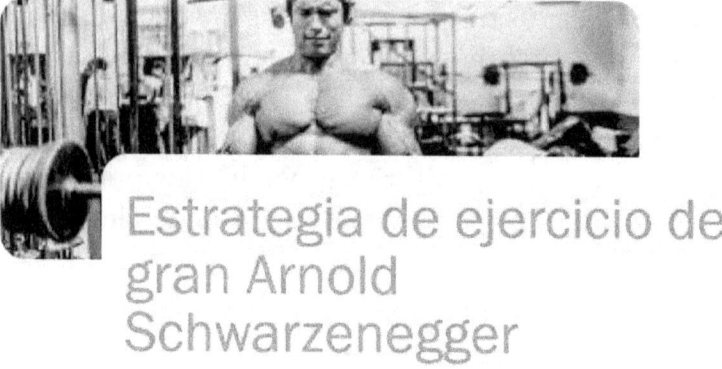

Estrategia de ejercicio de gran Arnold Schwarzenegger

Arnold ser más popular y el mejor culturista de su edad creído en ejercicios de la base libre de peso, pesos pesados, técnicas de alta intensidad y ejercicios de alto volumen Schwarzenegger.

Si quieres entrenar como Arnold y otros culturistas legendarios populares, a continuación, seguir esta estrategia de formación;

- ♥ **El levantamiento de pesas pesadas:** la formación de músculos pesado con una adecuada técnica da como resultado músculos más grandes y fuertes. En esta sesión de entrenamiento, usted tiene que levantar el peso suficiente pesada que pueda levantar apenas o los músculos que no pueden levantar ese peso durante más de 8 veces.
- ♥ **Alto Volumen:** Capacitar a un grupo muscular objetivo con un alto número de conjuntos - por lo general 20-30 series por grupo muscular es el ejercicio más favorito y efectiva de todos los grandes culturistas.

- ♥ **Minimizar ejercicios de la máquina y aislamiento:** ejercicios de peso libre de compuestos tales como salsas paralelas de barras y barra / mancuernas press de hombros, pull ups, peso muerto, sentadillas, barra y mancuernas se encoge de hombros, cable estiramientos laterales y filas de cable sentado son la mejor maniobra para construir una super cuerpo humano. Minimizar los ejercicios de la máquina y de aislamiento, debido a que estos ejercicios no son relativamente eficaces.
- ♥ **Experimentación:** Experimento con su entrenamiento cambiando ligeramente los grips, la postura del pie y ángulos para ejercer más fuerza y estirar los músculos como Arnold hizo.
- ♥ **Adoptar buenos hábitos:** la selección de alimentos saludables ricos en nutrientes y evitar el consumo de malos alimentos ricos en calorías (pero poco nutritivos), dormir lo suficiente y ampliar su círculo social te inspiran a ser más popular entre ellos que infunde confianza en sí mismo y auto estima.
- ♥ **Trabajar en un rango de repeticiones:** trabajar en un rango de repeticiones le ayuda en la construcción de los músculos más sanos y más fuertes en poco tiempo más rápido. De acuerdo con los culturistas experimentados y exitosos como Arnold, un conjunto resistente de 6-8 repeticiones es tan difícil como hacer una serie dura de 20 repeticiones con un peso más ligero. Hacer 20 repeticiones con pesos

mucho más ligeros no es suficiente para construir músculos más grandes que se pueden construir con los pesos pesados con 6-8 repeticiones.

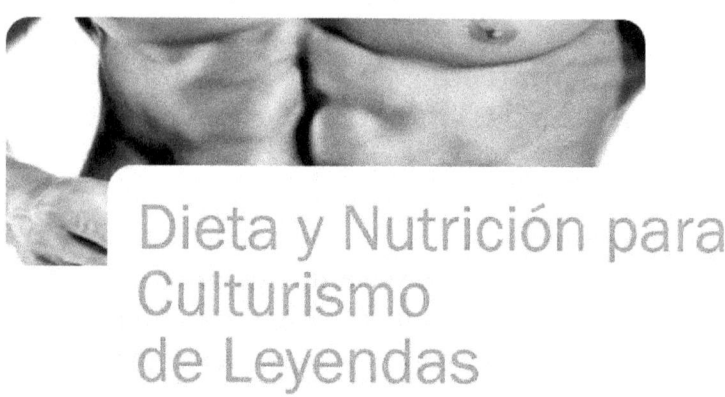

Dieta y Nutrición para Culturismo de Leyendas

Si está trabajando en el desarrollo de los músculos, lo más probable es que ya sabe que se resuelve, por sí sola, no es suficiente. plan de dieta también es crucial. Comer como un constructor del cuerpo puede ayudar a que usted se raye y perder peso extra si combina esta dieta con la rutina de entrenamiento adecuado. La idea básica es comer una dieta rica en proteínas y fibra, y baja en carbohidratos y grasas. Esta dieta también incluye comer mucho más a menudo.

Si tenemos en cuenta los planes de la dieta de los constructores del cuerpo superior, podrás observar que todos ellos tienen diferentes planes de dieta con diferentes comidas, diferentes tiempos de comida y diferentes macros sino que se adhieren a los mismos principios fundamentales. Vamos a echar un vistazo a lo que algunas de las estrellas hicieron con su dieta.

ARNOLD SCHWARZENEGGER

El 7 veces Mr. Olympia se concentraría principalmente en comer alimentos integrales, naturales y mantenerse alejado de los alimentos que fueron altamente procesados. Algunos de los principios que se sugieren son:

- Comer 5-6 comidas pequeñas cada día
- Coma carbohidratos 30 minutos después del ejercicio
- consumir 30 a 50 grs de proteínas en cada comida
- No evitar la grasa saturada debido al hecho de que aumentan los niveles hormonales
- No coma más de 3 huevos por día
- Reemplazar la carne de cerdo con pollo y pescado
- Manténgase alejado de azúcar - tiene calorías vacías; comer verduras y frutas para los hidratos de carbono, alternativamente,
- El uso de suplementos y batidos de proteínas para obtener la cantidad diaria necesaria de proteínas

RONNIE COLEMAN

Coleman ha cambiado mucho en el pasado y que ha revelado su menú diario para la construcción del cuerpo en un par de ocasiones. Una versión consiste en sémola de queso, así como las aves de corral, clara de huevo y carne de res.

Él también hizo gala de su dieta durante cada uno de su trabajo a cabo videoclip. En un clip de vídeo, come un montón de hamburguesa con un montón de salsa de barbacoa sobre todo y bebe una mezcla de jugo de uva / Sprite que resultan ser en realidad no las comidas más típicas cuando se piensa en comer limpio.

Algunas de las reglas incluyen 2 gramos de proteína por libra de peso corporal (600 gramos por día y 100 gramos por comida.) El come 6 comidas por día y sus principales tipos de proteínas son pollo, carne y pavo.

JAY CUTLER

Su meta de calorías es casi 4.700 por día, trata de mantener sus macros en torno al 40/40 / 20.Cutler también consume una gran cantidad de aves de corral y el arroz integral, y afirma que alrededor de 5-6 horas de su día se gastan cocinar y comer. Esto es un tiempo exorbitante por día, es mucho más complicado de hacer constantemente que cualquier ejercicio.

Jay incluso despierta en la noche para comer más porque él afirma que a menudo cae aproximadamente 10 libras, mientras que él está durmiendo. Casi todos sus hidratos de carbono provienen de los carbohidratos simples debido al hecho de que él dice que su tamaño se reduce con hidratos de carbono complejos.

Algunos de sus planes de nutrición de más edad incluido un montón de avena y las patatas dulces, pero sus planes actuales se les aparece haber reemplazado con arroz blanco y marrón. Se consume aproximadamente 2 libras de pollo y carne todos los días y prefiere 2 vasos de clara de huevo cada mañana con Ezequiel pan tostado.

DORIAN YATES

Yates sugiere 1- 1,5 gramos de proteína por libra de peso corporal y sugiere el doble que para los hidratos de carbono.
Su recomendación de grasa es de alrededor de un tercio de la ingesta de proteínas. Una persona que consume 300 gramos de proteínas obtendría 600 gramos de carbohidratos y 100 gramos de grasa para un total de 4500 calorías.

ESCOGIENDO LA DIETA ADECUADA

Antes de que pueda llegar a un plan de dieta para empezar con, usted tiene que saber dónde estás. Es esencial para descubrir una técnica específica para realizar un seguimiento de su porcentaje de grasa corporal y peso. Peso por sí sola no cómo lo está haciendo lo dirá y tampoco lo hará el porcentaje de grasa corporal, pero cuando éstos se mezclan 2 se le puede dar una forma bastante exacta para controlar su masa grasa y la masa corporal.

Si usted no es capaz de realizar un seguimiento de cómo se está progresando que va a ser difícil de hacer cambios en su plan de alimentación específico, ya que será difícil saber si el peso se gana es de músculo o grasa.

EJEMPLO DE LA COMIDA PLANIFICADORES 2.500 CALORÍAS

El siguiente es un plan de dieta de 2.500 calorías muestra. Un plan de dieta de 2.500 calorías es bueno para una persona con un peso de 180 - 200 lbs. Si usted pesa menos de 180, comer un poco menos calorías. Si usted pesa más de 200 libras, comer un poco más calorías. Este plan representa que usted sufra un estilo de vida activo.

Desayuno	3 huevos tortilla con las espinacas + 1 taza de avena (550 calorías)
Almuerzo	El salmón salvaje + patatas + brócoli (550 calorías)
Bocadillo	50 gramos de proteína de suero de leche (250 calorías)
Mensaje de comidas entrenamiento	Chicken + lentejas + arroz integral (750 calorías)
Cena	Nueces + queso cottage (400 calorías)

CAPITOLO 4

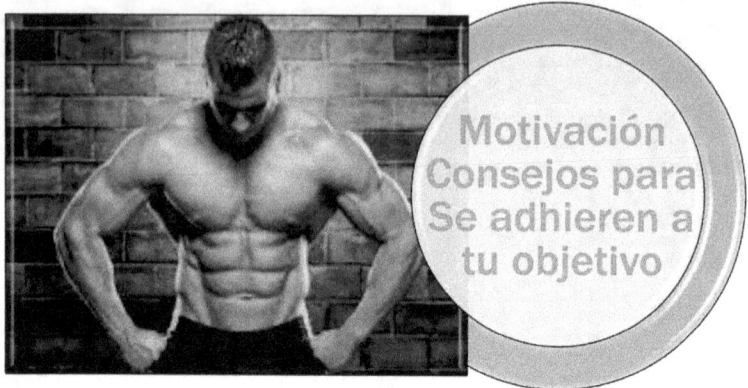

CAPÍTULO 4 Si usted está interesado en la formación de los músculos más duro y conseguir que en la forma, entonces usted tiene que animarse para la lucha profunda y permanecer en el camino correcto, porque varias cosas que pueden distraer de su objetivo.

Estos son algunos consejos que pueden ayudarle a cumplir con su objetivo:

AUTOMOTIVACIÓN

La auto-motivación es una técnica para animarse a seguir con su entrenamiento y totalmente centrarse en su objetivo en lugar de ser estafado en días. Inspirar a sí mismo de las leyendas del culturismo y nunca pensar, "No puedo lograr que el cuerpo", y no es necesario pensar, "¿Por qué no puedo obtener una forma de cuerpo como ellos?"

Nunca pierda su tiempo en la observación de otras personas; usted debe centrarse en su objetivo y los entrenamientos en su lugar.

Escuchar su música favorita y ver películas inspiradoras puede motivar a permanecer en el camino correcto y que luchar duro para lograr su goal.Listening su música favorita y ver películas inspiradoras puede motivar a mantenerse en el camino correcto y que luchar duro para consigue tu objetivo.

EVITAR LA SOBREDOSIS

Evitar overdo durante el ejercicio con pesas para construir sus músculos más grandes y fuertes. La práctica de ejercicio o más de su capacidad puede degradar sus músculos en lugar de desarrollar. Hacer más ejercicio de su capacidad a menudo conduce a la fatiga que nos hace menos seguros y reduce el estado de alerta física durante el día. La práctica de ejercicios de alta intensidad como el trabajo con pesas en el gimnasio en días consecutivos de la semana puede destruir sus músculos en lugar de desarrollarlos.

Evitar overdo practicando con los pesos pesados no más de tres días a la semana para recuperarse y construir músculos más nuevos de forma natural.

ENERGÍA QUE SU CUERPO MEDIANTE LA REDUCCIÓN GRASA EXTRA

Manténgase en forma y eliminar el estrés mediante la reducción de la grasa corporal innecesaria. grasa corporal innecesaria conduce a una baja energía, mientras que el levantamiento de pesas para construir músculos más grandes y fuertes y reduce el proceso de construcción de músculo también. Cada uno de conciencia de los peligros de la grasa corporal innecesaria, porque la grasa corporal innecesaria está vinculada con varias enfermedades crónicas. Quemar grasa corporal innecesaria a través de ejercicios aeróbicos en los días cuando se salta el entrenamiento con pesas. Esta es la técnica principal utilizada por los profesionales más populares. Simplemente, fortalecer los músculos para quemar grasa corporal o quemar la grasa de su cuerpo para construir músculos más fuertes.

FOCUS SOBRE LA PROGRESIÓN

Trate de no centrarse en la perfección sólo se centran en su progresión a mantener la motivación. Centrándose en la perfección nunca se le permite cambiar las ideas acerca de las técnicas de culturismo y modos de pensar de edad. Haciendo un poco de buenos cambios para ejercer más presión sobre los músculos ayuda a desarrollar músculos más grandes y fuertes rápido que antes. Obtención de los resultados esperados en el tiempo esperado es la conclusión exitosa de su objetivo. Centrarse sólo en la perfección le hará perder tiempo y mantenerse en una pista tradicional perezoso y vieja que pronto le distraiga de la pista derecha.

RITUALES DIARIOS

Hacer algunos de los ejercicios más importantes a medida que los rituales diarios para mantener su cuerpo joven, enérgico y flexible que es el espíritu de ejercicios. He aquí algunos ejercicios que se deben incluir en sus rituales diarios:

- estiramiento o ejercicios de flexibilidad
- Un calentamiento adecuado antes de sus entrenamientos y vuelta a la calma después de su entrenamiento para lograr un rendimiento deportivo
- Practica ejercicios de la base de forma rutinaria, ya que estos ejercicios pueden mejorar su resistencia general y la estabilidad del núcleo que lleva a un gran equilibrio y resistencia muscular
- Medite para una mejor concentración en sus entrenamientos y mejorar sus capacidades internas

HACER UNA ALGORITMO DE SU OBJETIVO GRANDE

En el algoritmo, un programador informático divide en un gran problema en diferentes problemas más pequeños y resolver de forma secuencial. Del mismo modo, sólo hay que dividir su gran objetivo en diferentes más pequeños y de forma secuencial alcanzarlos a través de su lucha. El establecimiento de objetivos pequeños hace para hacerle sentir lástima por lo que no se logre. El establecimiento de objetivos más fáciles y más pequeñas le da la verdadera felicidad y le hace darse cuenta de que se puede lograr un gran objetivo también. Por ejemplo, el establecimiento de una meta como "Quiero ganar 20 libras en sólo 5 días" te decepcionará y se va a disminuir su confianza en sí mismo y la confianza.

ECHE UN VISTAZO EN SUS ERRORES

Ne pas ignorer vos erreurs, parce que «l'un, qui ne se sent jamais de remords pour ses erreurs, reste unreformed pour la vie" ou "la réforme est pour celui qui admet son / ses erreurs». Laissez les autres (qui sont expérimentés et ont atteint leurs objectifs) pour corriger vos erreurs et essayer d'apprendre de tout le monde, mais se concentrer sur vos objectifs décidés est la clé pour rester sur votre objectif et le succès.

ENTRETENERSE

Entretenerse mediante la adopción de un período de recuperación de al menos una semana o menos cada dos / tres meses para relajar el cerebro de la rutina dura y luchando. Podrá pasar el período de recuperación por no hacer nada simplemente disfrutar de una dieta sana y saludable que visitan (hay ejercicios en absoluto simplemente relajarse). Se puede practicar ejercicios de meditación para aumentar su concentración y de despertar antes de la toma de conciencia.

COMPAÑERO DE ENTRENAMIENTO

Un socio para su formación es el que te puede ayudar en la consecución de sus objetivos. Obtener un compañero de entrenamiento, debido a que una pareja es la mejor motivación para usted. Su pareja puede animar a que cuando siente que la tarea es más grande que sus habilidades.

COMBINACIONES DE SUPLENTES

Su carrera culturismo va en las ruedas de su rutina de ejercicios. Por lo tanto, seguir cambiando estos neumáticos para correr esta carrera con seguridad. Me refiero a cambiar su rutina de ejercicios al hacer un pequeño cambio en su combinación poco habitual. Realización plana banco y la inclinación press de banca una combinación de prensa y banco de la pendiente y la barra paralela se sumerge otra combinación es un buen cambio que puede hacer en su plan de ejercicio.

SIEMPRE PIENSO ACERCA DE LA RECOMPENSA GRANDE

Hacer un plan de ejercicios de rutina con una combinación eficaz y siempre tener en cuenta su gran recompensa siempre se quiere lograr a través de culturismo y luego comenzar sus entrenamientos. Pensando en el gran premio antes de iniciar la sesión de ejercicios todos los días, inculcar el verdadero espíritu del rendimiento deportivo y entusi

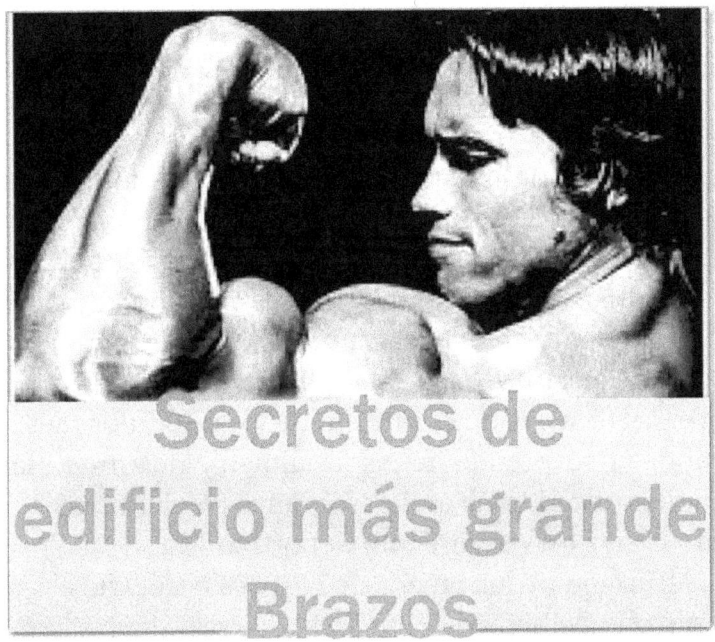

CAPITULO 5

Secretos de
edificio más grande
Brazos

Como se ha descrito anteriormente que los músculos
más grandes se pueden lograr a través de múltiples
pasos, por lo tanto, tenemos que seguir todos estos
pasos construir brazos más grandes y bien definidos.
Los secretos de desarrollo de armas más grandes han
revelado ahora. En este capítulo, vamos a hablar de
una manera apropiada de desarrollar brazos
musculosos.

PASO A PASO EL PROGRESO

Las leyendas de culturismo adoptaron diferentes técnicas para construir los brazos grandes y fuertes, ya que todos tienen diferentes mecanismos corporales. Por lo tanto, usted debe aprender algunos patrones de movimiento y obtener etapas principiantes pasado para entender completamente la mecánica de su cuerpo y luego pasar a la siguiente meta. Si usted ha construido la resistencia, la fuerza y la coordinación muscular, entonces es el momento adecuado para convertirse en un monstruo, pero todavía tiene que luchar por ella. Para aprender diversas técnicas de desarrollo de los músculos más grandes y sorprendentes especialmente de armas más grandes, usted tiene que pasar horas en el gimnasio. Para lograr un rendimiento deportivo y la construcción de los brazos de Hulk es necesario el desarrollo de nivel de base de la fuerza.

HIT LA PLANCHA CUANDO ESTÁ CALIENTE

No darse prisa en la consecución de su objetivo, porque los sueños más grandes que nunca se hacen realidad rápidamente. La progresión requiere tiempo y esfuerzo, por lo que necesita para cumplir con su plan y trabajar duro en técnicas de entrenamiento mencionadas en los capítulos anteriores. Hacer ejercicios de peso pesado ejercicios primero y más tarde bajo peso para centrarse en los músculos del brazo correctamente. Los mejores ejercicios de formación de masa deben llevarse a cabo a principios de la sesión de ejercicios para evitar el bajo nivel de energía y para llevar a cabo su entrenamiento con facilidad y entusiasmo.

En un principio, un entrenamiento parece que realmente funciona, pero después de un tiempo cuando el cuerpo se convierte en habitual para este entrenamiento, entonces la fuerza y el crecimiento de los brazos o en otros músculos se hace más lento. Es el momento adecuado para cambiar la intensidad y pesos en sus entrenamientos de rutina. Haciendo los mismos ejercicios se detendrá el crecimiento y la fuerza de sus músculos.

Estos son algunos consejos para desarrollar brazos más grandes:

- Hacer un buen calentamiento, según sea necesario, pero evite tomar series de calentamiento hasta el fallo muscular
- Elija un peso para llegar al fallo muscular por las repeticiones de destino
- Trata de completar un conjunto de entre 30 a 50 segundos, ya que la zona de acción parece estar entre 30 a 50 segundos por serie

- Haga su una repetición de 4 a 5 segundos para hacer que su entrenamiento mucho más resistente y eficaz
- No es válido cualquier tipo de ejercicio en los días de recuperación o desactivar días (ni siquiera los ejercicios de cardio)

EJERCICIOS DE BRAZO

Estas son algunas de entrenamientos eficaces basadas en la formación Arnold inspirado debe realizar;

tríceps barras paralelas salsas 6-8 repeticiones, 3-4 series

bíceps Curl 6-8 repeticiones, 3-4 series

Cerca de press de banca agarre 6-8 repeticiones, 3-4 series

bíceps con mancuernas rizo 6-8 repeticiones, 3-4 series

tríceps cable PUSHDOWN 6-8 repeticiones, 3-4 series

bíceps cable enrollamiento 6-8 repeticiones, 3-4 series

Bola que lanza (opcional) 15-20 repeticiones, 3-4 conjunto

Terminar

Gracias de nuevo por la descarga de este libro!
Espero que este libro fue capaz de ayudar a mejorar su salud y condición física.
El siguiente paso es aplicar lo que ha aprendido y tomar gran cantidad de acción.

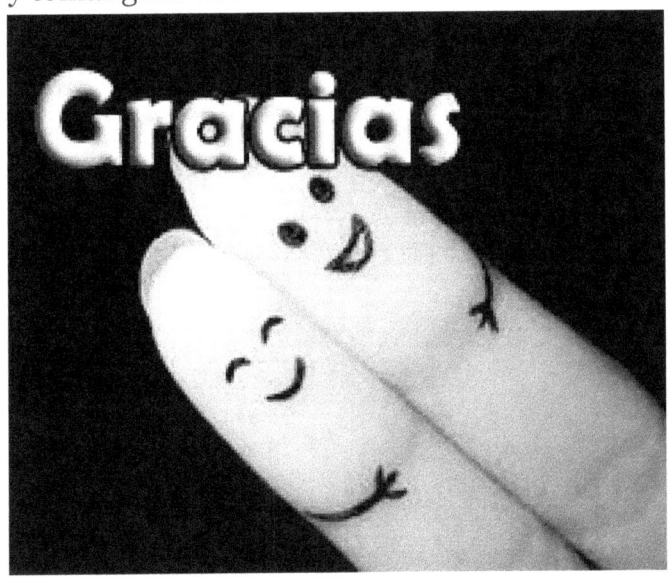

Por último, si te ha gustado este libro, entonces me gustaría pedirte un favor, ¿sería tan amable de dejar una reseña para este libro en Amazon? Sería muy apreciado!

¡Gracias y buena suerte!

PULSE AQUÍ en dejar un comentario

Ver más libros de

ARNOLD YATES

La calistenia: guía completa para el ejercicio del peso del cuerpo, obtener el cuerpo que desee en 30 minutos

Dieta Atkins: bajar de peso y sentirse bien, Contiene consejos y recetas

Voy a dar vuelta a su imagen dada a una alta calidad del producto.
Ver por ti mismo
Otra ventaja especial para usted por comprar mi libro.
¡Oferta por tiempo limitado!
Haga clic aquí para enviar la imagen!

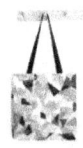 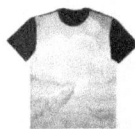 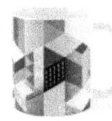 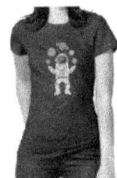

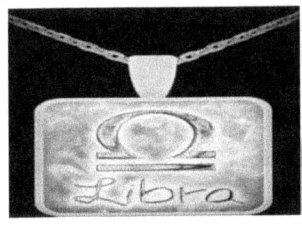 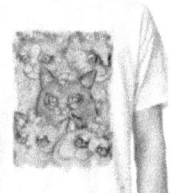

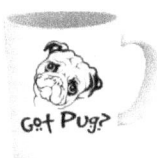

Solo para decir "Gracias" por la compra de este libro.
Quiero darle "6 Principios de 6 pack abs" valorada en $ 19.99.
El suyo para LIBRE

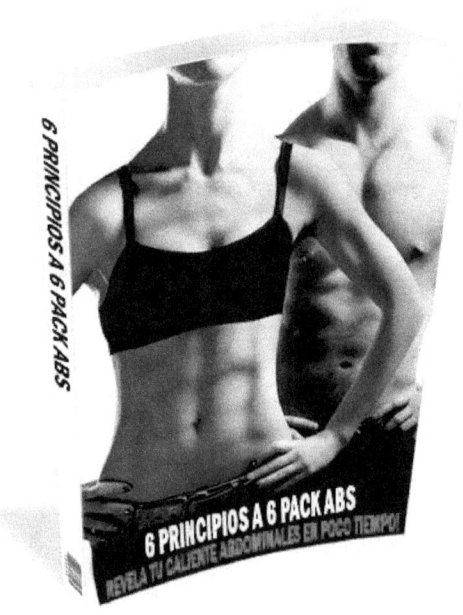

HAGA CLIC AQUÍ